AF466128

Fabre (P.)

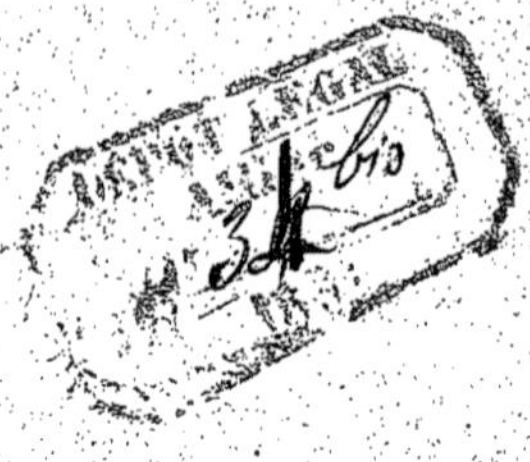

DU ROLE DES ENTOZOAIRES

ET EN PARTICULIER

DES ANCHYLOSTOMES

DANS LA PATHOLOGIE DES MINEURS

MONTLUÇON. — IMPRIMERIE DE A. HERBIN.

DU ROLE DES ENTOZOAIRES

ET EN PARTICULIER

DES ANCHYLOSTOMES

DANS LA

PATHOLOGIE DES MINEURS

PAR

LE DOCTEUR PAUL FABRE

Médecin des Mines de Commentry

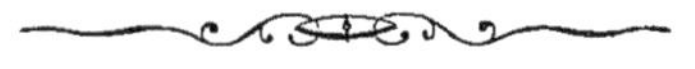

PARIS
OCTAVE DOIN, ÉDITEUR
8, PLACE DE L'ODÉON, 8.

1883

DU ROLE DES ENTOZOAIRES

ET EN PARTICULIER

DES ANCHYLOSTOMES

DANS LA PATHOLOGIE DES MINEURS

Depuis déjà plus de deux ans, on avait fait grand bruit de certains helminthes intestinaux, des anchylostomes, à propos des mauvaises conditions sanitaires dans lesquelles se sont trouvés les ouvriers occupés au percement du Gothard.

Or, voici que tout récemment, chez quelques houilleurs, on a rencontré aussi des anchylostomes, en les cherchant soigneusement, il est vrai, et l'on semblerait aujourd'hui vouloir considérer cet helminthe comme la cause à peu près unique des maladies des houilleurs, tant dans le présent que dans le passé.

Je désirerais, en m'appuyant sur les faits publiés, déterminer le rôle que peuvent jouer ces entozoaires dans la pathologie des mineurs.

Et ce faisant, j'agis sans mission ; je vais critiquer des opinions sans autre mobile que l'amour de la vérité. J'aurai atteint mon but si je réussis, en bien précisant la situation, à faciliter la solution d'un problème qui intéresse à la fois la science et l'industrie houillère tout entière.

Je vais commencer par tracer un court historique de l'anchylostomiase ; je rechercherai ensuite dans quelle mesure les travaux des mines peuvent aider à la propagation de cette maladie ; et enfin, je terminerai en étudiant l'influence que peuvent avoir les anchylostomes et les autres entozoaires sur l'anémie en général et sur l'anémie des mineurs en particulier.

I.

HISTORIQUE

C'est un médecin de Milan, Dubini, qui, en 1838, découvrit les anchylostomes dans le cadavre d'une jeune paysanne morte de pneumonie. Dubini se garda bien d'attribuer la mort de cette personne non plus que sa pneumonie à la présence des anchylostomes dans l'intestin. Il s'intéressa cependant aux animaux qu'il avait découverts, et, en 1843, il constatait que dans cent autopsies il avait trouvé vingt fois des anchylostomes.

On sait que l'anchylostome est un petit ver de la famille des nématoïdes, qui habite l'intestin et de préférence les deux premières parties de l'intestin grêle, le duodénum et le jéjunum. Cet helminthe a une longueur variant chez le mâle de 6 à 10 millimètres, et chez la femelle de 9 à 18 millimètres (1).

Les œufs sont ovales et d'un tiers plus longs que larges (de 0 millimètre 05 à 0 millimètre 07 de long et de 30 à 40 millièmes de millimètre de large).

Il paraît que c'est seulement sous forme de larves que les anchylostomes sont introduits dans les voies digestives de l'homme. Les œufs ne se développeraient pas directement dans l'intestin où ils ont été déposés. Il faut qu'ils subissent leur première évolution au dehors de l'organisme, habituellement dans la terre humide.

La larve naît, vit d'abord en liberté, puis est portée dans le tube intestinal de l'homme, probablement par l'intermédiaire de l'eau prise en boisson.

Pruner, en 1847, trouva, à plusieurs reprises,

(1) D'après Leuckart (Die menschl. Parasiten, vol. 2, p. 410, 1875), Perroncito (Reale academia dei Lincei, séance du 2 mai 1880, série 3, vol. 4) et Bugnion (L'anchylostome duodénal et l'anémie du Saint-Gothard. Revue médicale de la Suisse romande, 1881, nos 5 et 7). — Consulter aussi, au point de vue de l'anatomie de ce nématoïde, la dissertation inaugurale que M. Wilhelm Schulthess a présentée récemment à l'Université de Zurich (Beitræge zur anatomie von Ankylostoma duodenale, Leipzig, 1882).

l'anchylostome en Egypte ; et, d'après Bilharz, les anchylostomes sont si communs dans ce pays, surtout parmi la population pauvre, chez les Fellahs, qu'on ne peut guère pratiquer d'autopsies sans rencontrer ces entozoaires.

Griesinger, en 1855, attribua la chlorose d'Egypte aux anchylostomes.

En 1866, à Pavie, le professeur Sangalli rencontrait des anchylostomes dans la moitié des cadavres autopsiés. Cette même année le docteur O. Wücherer les signalait à Bahia et en faisait la cause déterminante de la maladie désignée dans le Brésil sous le nom *d'opilaçâo*, et qui ne paraît pas être autre chose que ce que nos médecins de la marine appellent l'anémie intertropicale, ou le mal-cœur des nègres, ou encore la cachexie aqueuse des pays chauds.

Delioux de Savignac, en 1871, montrait à l'Académie de médecine de Paris, un spécimen d'anchylostome provenant également de Bahia. Rion de Kérangel a trouvé aussi l'anchylostome à Cayenne ; Rodriguez de Moura a vu plusieurs cas d'anchylostomiase dans la province de Rio-de-Janeiro, et Davaine, dans la dernière édition de son Traité des Entozoaires, a mentionné la présence de ces helminthes chez des indiens et chez des abyssins.

Depuis, le docteur Forres Homen et ensuite le docteur Roth, de Bâle, ont découvert à l'autopsie, des anchylostomes chez des individus en proie à l'impaludisme. Dans le cas du docteur Forres Homen, il s'agissait d'un sujet brésilien de Rio-de-Janeiro ; dans le cas observé par le docteur Roth, et dont on peut lire la relation dans le travail si intéressant de M. le docteur Bugnion, il s'agissait d'un suisse revenu depuis peu de Java.

Mais voici que Morelli, puis Sonsino, signalent en 1877 l'anchylostome à Florence ; Ciniselli, en 1878, le retrouve à Pavie, Grassi et Parona en rencontrent encore à Pavie et de plus à Milan.

En 1879, le professeur Perroncito constatait la présence de l'anchylostome chez un garde civique de Carignan, ancien ouvrier des Rizières du Mantouan ; et, cette même année, le docteur Graziadei, assistant de la chaire de clinique du professeur Bozzolo, le trouvait chez quatre tuiliers de Turin.

Enfin, c'est au mois de février 1880, que M. Colomiatti rencontra l'anchylostome chez un ouvrier du tunnel du Saint-Gothard qui était venu mourir à Turin dans le service du professeur Concato.

M. Perroncito en fit l'occasion d'une communication à l'Académie de médecine de Turin.

A ce moment MM. Bozzolo et Pagliani, professeurs à l'Université de Turin, se rendirent au Saint-Gothard et étudièrent les conditions hygiéniques dans lesquelles travaillaient les ouvriers occupés au percement du tunnel.

Les résultats de leurs observations ont été consignés dans un mémoire on ne peut plus intéressant paru dans le journal de la Société Italienne d'hygiène sous ce titre : l'Anémie au tunnel du Saint-Gothard.

Ces deux professeurs distingués, tout en admettant l'influence des anchylostomes dans l'état déplorable présenté par bon nombre de ces ouvriers, incriminèrent aussi, et très fortement, les conditions sanitaires fâcheuses dans lesquelles s'opéraient les travaux.

Le docteur Sonderegger fut alors (18 mars 1880) chargé par le gouvernement suisse (Conseil Fédéral) de faire une enquête sur les causes des maladies qui obligeaient un grand nombre d'ouvriers à interrompre leur travail. D'autre part, M. le docteur H.-Cl. Lombard, de Genève, examinait également la question, et l'un et l'autre concluaient, comme MM. Bozolo et Pagliani, à l'insuffisance de l'anchylostomiase pour expliquer les accidents morbides offerts par les ouvriers du tunnel. Telle était aussi l'opinion de M. le docteur Fodéré, médecin à Gœschenen.

Mais, peu de temps après, M. le docteur Giaccone, médecin d'Airolo, constatait l'expansion et l'aggravation des cas d'anchylostomiase. M. Sonderegger de son côté observait des symptômes qu'il était obligé de rattacher à la présence de ces entozoaires dans l'intestin (chez un ingénieur qui ne vivait pas dans le tunnel).

D'autres praticiens suisses qui jusque-là avaient semblé les plus réfractaires à l'opinion d'une maladie parasitaire, signalèrent l'anchylostomiase de tous côtés : 13 cas observés à l'hôpital de Schwytz, par le docteur Schœnbæchler ; 4 cas observés à Bâle, dans la clinique du professeur Immermann, un cas observé par le docteur Dumur, à Rolle, etc., etc.

D'autre part, le professeur Baümler faisait des observations analogues à Fribourg en Brisgau, ainsi que Pistoni à Scandiano ; puis Tibaldi, Ernesto Parona, et bien d'autres en trouvaient un peu partout en Italie.

Enfin, devant la Société de médecine de Strasbourg, dans la séance du 4 août 1881, M. le docteur Paul Meyer présentait des anchylostomes recueillis dans les selles d'un jeune italien de 28 ans, qui, après avoir travaillé pendant plusieurs mois au tunnel du St-Gothard, était venu s'occuper aux travaux d'agrandissement de la ville de Strasbourg, et avait fini par entrer à la Clinique Médicale. Ce sujet était en même temps porteur d'ascarides.

Mais à côté de l'anchylostome, M. Perroncito, puis M. Bugnion (de Lausanne) avaient signalé également d'autres entozoaires, l'anguillule stercorale, et aussi l'anguillule intestinale, à laquelle MM. Bavay, Normand, Dounon et d'autres médecins de la marine française, avaient antérieurement attribué la maladie dite *diarrhée de Cochinchine*. Mais, je ne sais pourquoi, on n'a pas reproché aux anguillules d'être intervenues dans l'anémie du Gothard. C'est l'anchylostome qui a eu tous les torts.

Le 5 décembre 1881, Binz publiait (dans le Berliner Klin. Wochenschrift) un article intitulé : *L'anchylostome duodénal, cause de l'anémie des mineurs*.

Après avoir mentionné les observations de M. Perroncito dans les mines de l'Italie, Binz parle des expériences qui ont été faites dans les mines de la Hongrie. On a examiné les déjections des mineurs de Schemnitz et de Kremnitz et l'on a cultivé les œufs ainsi recueillis. On a obtenu les mêmes parasites que ceux découverts précédemment chez les ouvriers du St-Gothard. La cause de la maladie des mineurs doit être recherchée dans la malpropreté. En un certain point du tunnel, les déjections des mineurs viennent en contact avec les eaux courantes ; plus loin les œufs, entraînés de la sorte, se trouvent mélangés à l'eau que boivent les mineurs. Ils poursuivent leur évolution dans l'intestin. Les parasites s'accrochent en masse à la paroi interne de la muqueuse intestinale et donnent naissance à des hémorrhagies rebelles. — En somme, il n'y a rien de bien nouveau dans le court travail de Binz.

M. Perroncito vint à la fin du mois de décembre 1881 à St-Etienne, pour voir si ce qu'on a appelé l'anémie des mineurs n'était pas due à l'anchylostomiase, et, ayant constaté des anchylostomes dans les déjections de trois malades couchés à l'Hôtel-Dieu de cette ville (dans le service de M. Riembault) et malades déjà depuis longtemps (dix-huit mois à trois ans), il se hâta d'adresser à l'Académie des Sciences de Paris une communication (compte-rendu du 3 janvier), dans laquelle il n'hésitait pas à attribuer à ces helminthes, non-seulement les phénomènes morbides que les trois hommes observés présentaient, mais encore l'anémie des mineurs en général, jusques et y compris, si je ne me trompe, l'épidémie d'Anzin en 1802.

Cette importante découverte eut son écho à Anzin. Et, bien que depuis de longues années on n'eût plus constaté de cas d'anémie semblables ou non aux cas de l'épidémie de 1802, un externe de Lille, M. Lesage, qui s'était rendu à Anzin, a fini par faire rendre des anchylostomes à cinq mineurs, grâce à de fortes doses d'extrait éthéré de fougère mâle.

Comme M. Perroncito, à St-Étienne, M. Lesage, à Anzin, signale dans l'anchylostomiase la cause unique des maladies des mineurs.

Depuis le mois de novembre 1880, sur les instances de M. le docteur Giaccone, médecin du Gothard, je cherche des anchylostomes à Commentry. M. Giaccone avait été surpris de trouver dans mon mémoire sur *l'Anémie chez les mineurs* (mémoire écrit en 1876), quelques lignes sur les anchylostomes, et m'avait demandé si les mineurs de Commentry n'avaient pas ce parasite.

Mes recherches, puis celles de feu le docteur Jouannet, et celles toutes récentes du docteur Léonce Florain ont été vaines.

Je ne prétends pas cependant que les mineurs de Commentry soient inaptes à nourrir ces helminthes. Loin de là ; je suis en effet persuadé qu'il ne leur manque que l'occasion. C'est-à-dire qu'il suffirait de jeter des larves d'anchylostome dans l'eau que nos ouvriers boivent, pour voir nos mineurs, aussi bien que les ouvriers du Gothard, acquérir cet hôte incommode.

Par contre, si nos mineurs se sont trouvés jusqu'ici à l'abri des anchylostomes, bon nombre d'entre eux sont porteurs de ténias, d'oxyures et surtout d'ascarides.

Mais comme les femmes et les enfants de nos mineurs sont au moins autant, sinon plus, munis de ces entozoaires, je suis loin de vouloir incriminer la profession de mineur, qui ne me paraît nullement capable d'engendrer des helminthes.

Pour être complet dans cet historique, je dois dire, en finissant, que M. Riembault (1) est venu, au mois de mai 1882, disculper, devant l'Académie de Médecine, les anchylostomes d'être la cause de l'anémie des mineurs, de la *véritable anémie des mineurs.* Il s'est appuyé sur ce que l'on a trouvé, à St-Étienne, des anchylostomes chez plusieurs mineurs, lesquels n'étaient pas anémiques.

Mais, MM. Perroncito, Lesage, Binz, etc., ne seraient-ils pas en droit de répondre à M. Riembault, que les nouveaux faits qu'il cite ne leur paraissent pas démonstratifs, et qu'on peut admettre que les anchylostomes n'eussent pas encore eu le temps d'exercer leur action anémiante chez les derniers ouvriers observés ?

(1). Consulter le Bulletin de l'Académie de Médecine, séance du 30 mai 1882. Lecture de M. le docteur Riembault, sur *l'Anémie des Mineurs.*

II.

DE L'INFLUENCE DES TRAVAUX SOUTERRAINS SUR LA PROPAGATION DES ANCHYLOSTOMES.

Si l'on a bien suivi l'historique, un peu long peut-être, que je viens d'esquisser, on peut facilement entrevoir que les travaux des mines ne sauraient avoir une action directe et déterminante sur la production de l'anchylostomiase.

Tout au plus si quelques unes des conditions dans lesquelles se trouvent placés les mineurs, pourraient favoriser la propagation de cette affection.

J'aurais l'air d'emprunter le langage de M. de Lapalisse, si je disais que le plus sûr moyen d'avoir des anchylostomes dans la profession de mineur, c'est d'en posséder déjà lorsque l'on entre dans les travaux souterrains.

Et cependant cela est bien l'expression de la vérité ; car si les ouvriers du Gothard ont vu des anchylostomes faire sur eux de tels ravages, c'est parce que la plupart se recrutaient dans les populations du Piémont et de la Lombardie, pays où l'anchylostome existe d'une manière endémique dans les populations des campagnes.

Telle a été l'origine de l'anchylostomiase dans le tunnel.

Reste à étudier l'extension et les ravages de ces parasites sur ceux des ouvriers qui n'en étaient pas primitivement porteurs :

1° Et d'abord l'extension a dû être on ne peut plus favorisée par certaines conditions qui se sont trouvées réunies dans les travaux de percement du tunnel, conditions déplorables qui ont été signalées avec l'émotion la plus vive au troisième Congrès international d'Hygiène, en 1880, par le professeur d'hygiène de l'Université de Turin, M. L. Pagliani.

Dans les galeries, les ouvriers travaillaient dans la promiscuité la plus complète. S'il y avait eu des latrines portatives, des tonneaux roulants que l'on aurait vidés tous les jours en dehors du tunnel, les chances de propagation des anchylostomes auraient été bien réduites. Mais au tunnel du Gothard les ouvriers déposaient leurs gardes-robes en plein travaux d'avancement, et les œufs des anchylostomes trouvaient là, dans un milieu à température presque toujours élevée et voisine de 30 degrés centigrades, un terrain généralement humide et par conséquent on ne peut plus propice à favoriser leur éclosion.

Puis la ventilation s'y faisait par refoulement, et l'air, arrivant dans les travaux sous une forte impulsion, soulevait la poussière et pouvait aider à disséminer les germes déposés sur le sol des galeries.

De plus, si l'on apportait du dehors l'eau (1) destinée à être bue durant leurs heures de travail, cette eau était conservée par les ouvriers dans un vase à forme spéciale et non bouché, si bien que

(1). L'on a avancé, paraît-il, que les ouvriers buvaient l'eau qui suintait dans les galeries. M. Colladon, dans sa communication au Congrès de Genève, a prouvé que, par les soins de l'ingénieur en chef de la Cie du Gothard, le regretté M. Favre, l'eau qui devait servir de boisson aux ouvriers, était apportée tous les jours dans le tunnel à l'aide de tonneaux bien fermés. Nous n'avons d'ailleurs pas de peine à croire que l'on avait pris toutes les précautions désirables pour rendre le moins malsain possible, le travail dans le tunnel. Mais il est certaines grandes entreprises destinées à procurer de très grands bienfaits qui ne peuvent être accomplies sans causer un mal passager.

les larves d'anchylostomes trouvaient toujours de larges orifices tout grands ouverts pour les recevoir.

2° L'élévation excessive de la température dans les galeries d'avancement a-t-elle pu contribuer à favoriser la propagation des anchylostomes ou le développement des larves ? Je ne sais. Mais cette chaleur extrême a dû, pour le moins, aider considérablement à augmenter les ravages produits par l'anchylostomiase, d'autant plus que l'élévation de la température coexistait toujours avec un état de saturation hygrométrique à peu près complet de l'air des galeries.

Ajoutez à cela une nourriture souvent insuffisante ou de mauvaise qualité, l'action délétère des gaz produits par la déflagration des matières explosives, l'influence des poussières, la fatigue musculaire occasionnée par des travaux pénibles, et, en outre, la fatigue provenant de la longueur du trajet qu'étaient obligés de parcourir les ouvriers pour se rendre à leur chantier, trajet qui, durant les dernières années du percement du tunnel, était de plusieurs kilomètres dans un milieu chaud, humide et mal ventilé.

Et comment ces ouvriers n'auraient-ils pas été anémiés, même sans être infectés par les anchylostomes ? Et comment les anchylostomes n'auraient-ils pas fait de ravages terribles sur des sujets si bien disposés à subir leurs méfaits et à tolérer leur présence ?

Nous n'hésiterons pas à le dire, dans toute mine où de pareilles conditions hygiéniques se trouveront réunies, l'anémie régnera sur les ouvriers et les anchylostomes se propageront facilement.

Mais pour que les anchylostomes se propagent, il est avant tout indispensable que les germes d'anchylostomes y existent.

III.

RÔLE DES ANCHYLOSTOMES DANS LA PRODUCTION DE L'ANÉMIE.

La plupart des auteurs qui ont étudié l'anchylostomiase ont signalé l'anémie comme la principale sinon la seule conséquence de la présence des anchylostomes dans l'intestin. Et cette anémie, on en a facilement expliqué la production par cette considération que chaque anchylostome, fixant sa bouche sur la muqueuse intestinale, se gorge de sang. Or, cette explication, si naturelle en apparence, se trouve singulièrement ébranlée par les remarques suivantes dues à la plume autorisée de M. Mégnin (1) :

« Comment agit l'anchylostome, qui est un des plus petits des vers intestinaux ? Par quel mécanisme amène-t-il l'anémie ? On n'a guère invoqué, jusqu'à présent, pour expliquer le développement de cette affection, que les petites hémorrhagies que ce parasite provoque. Or, ces hémorrhagies sont si faibles qu'elles ne tachent pas même les fécès ; chaque parasite extrait une gouttelette de sang si petite, que fussent-ils au nombre de 1,000 à 1,500, chiffres les plus élevés que l'on ait rencontrés chez les malades du St-Gothard, le total de ces gouttelettes ferait tout au plus 20 à 30 grammes de sang, quantité impuissante à elle seule à produire l'anémie.

« C'est sans doute pour cette raison que certains médecins, entre autres le docteur Niepce, de Genève, ne veulent pas reconnaître dans l'anchylostome la cause de l'anémie des ouvriers travaillant dans les tunnels et persistent à la regarder comme une anémie essentielle. »

L'anémie des sujets atteints d'anchylostomiase ne serait donc pas occasionnée aussi directement qu'on l'a prétendu par la présence des anchylos-

(1). Comptes-rendus hebdomadaires des séances de la Société de Biologie, 1882, p. 173, séance du 11 mars.

tomes ; l'action de ces helminthes serait, d'après les études de M. Mégnin, plutôt indirecte que directe.

« A la suite des morsures des anchylostomes, dit en effet ce savant observateur, morsures qui sont accompagnées d'un dépôt de salive irritante comme celle des acariens et des cousins (les anchylostomes ont, en effet, des glandes salivaires très développées) une inflammation de la muqueuse et des villosités s'ensuit et persiste jusqu'à devenir chronique ; les fonctions d'absorption de l'intestin sont perverties, puis annihilées, de là l'anémie. »

Cette opinion avait été déjà soutenue en Italie, par Canestrini, puis par Bonuzzi (Rivista clinica di Bologna, juin 1881).

Mais, chez les ouvriers du Gothard, la plupart des auteurs ont, fort justement, fait intervenir d'autres causes que l'anchylostome pour expliquer l'anémie.

MM. Bozzolo et Pagliani, Sonderegger, Lombard, Niepce, Stapff (1) ont insisté avec raison sur les mauvaises conditions hygiéniques dans lesquelles se sont pratiqués les travaux de percement :

(1). Voir dans la *Revue Universelle* des mines, de la métallurgie, des travaux publics, etc., de MM. Ch. de Cuyper et A. Habets, années 1879 et 1880, la série d'études publiées par le docteur F.-M Stapff, ingénieur géologue de la compagnie du St-Gothard, sur l'influence de la chaleur dans les tunnels.

température et humidité excessives, ventilation défectueuse, malpropreté des galeries, longueur du trajet pour les ouvriers se rendant au travail, et aussi alimentation fort insuffisante d'ouvriers par trop économes.

Au surplus, chez les ouvriers atteints d'anchylostomiase, les symptômes étaient loin de se ressembler, comme pour prouver que si les helminthes interviennent dans l'étiologie de la maladie, ce n'est qu'à titre de cause adjuvante et nullement de cause déterminante.

A l'hôpital St-Jean, de Turin, dans le service du professeur Bozzolo, j'ai eu l'occasion, en septembre 1880, d'examiner et d'interroger quatre malades qui étaient revenus du tunnel avec des anchylostomes.

Tous m'ont dit qu'ils ne mangeaient de la viande de boucherie qu'exceptionnellement, seulement les jours de fête. De plus, les symptômes qu'ils présentaient étaient très différents : l'évacuation d'anchylostomes était presque leur seul point de ressemblance ; et, à première vue, on pouvait considérer l'un comme phtisique, le deuxième comme albuminurique, le troisième était hémiplégique, et le quatrième était gastralgique et assez nettement anémique. M. Bozzolo (1) est cependant de tous les médecins celui qui est arrivé à constituer, presque de toutes pièces, la symptomatologie la plus satisfaisante de l'anchylostomiase.

En 1876, j'avais écrit (dans mon mémoire : *De l'anémie et spécialement de l'anémie chez les mineurs)* le passage suivant relatif au ténia :

« Une cause d'anémie et d'affaiblissement parfois extrême, sur laquelle, à mon sens, on n'a pas assez attiré l'attention, c'est la présence d'helminthes et spécialement du ténia dans les intestins des mineurs. Car un grand nombre de mineurs mangent chez eux et dans leur chantier beaucoup de lard et de charcuterie. J'ai vu, en quatre ans, 8 mineurs qui portaient un ténia et qui présentaient des smptômes d'anémie très prononcés. Aussitôt le ténia expulsé, les forces ont été rapidement recouvrées. » (p. 155 et 156).

Au mois de novembre 1879, lorsque je visitais au point de vue hygiénique les mines du bassin houiller franco-belge, M. Buisson, médecin en chef de la Compagnie d'Aniche, m'a dit que, de son côté, le cas le plus marqué d'anémie qu'il eut ob-

(1) Voir, dans le travail de M. Bugnion, la partie relative à la symptomatologie, laquelle en effet s'appuye presque exclusivement sur les recherches du professeur Bozzolo.

servé en 12 ans, il l'avait constaté chez un mineur porteur depuis très longtemps d'un ténia, qui avait résisté aux médications les plus énergiques.

Mais dans ces cas de ténia, aussi bien que dans les cas d'anchylostomiase, l'anémie qui existe n'est qu'une anémie secondaire; ce n'est qu'un épiphénomène succédant à des troubles digestifs, qui entravent l'assimilation et le jeu des fonctions végétatives (1).

Car l'anémie seule ne saurait caractériser une affection ; outre que c'est un mot bien vague, c'est un symptôme commun à tant de maladies qu'il ne peut suffire à déterminer la création d'une nouvelle individualité morbide. De plus, l'anémie étant la résultante de la plupart des maladies aiguës, l'aboutissant de presque toutes les affections générales même subaiguës, et, par contre, la compagne obligée de toutes les maladies chroniques, le diagnostic *anémie* n'est plus un diagnostic, il ne sert qu'à masquer l'absence d'un diagnostic sérieux et souvent à dissimuler nos doutes, sinon notre ignorance.

(1) Voir dans le compte-rendu du Congrès international de médecine de Londres, en 1881, une très intéressante observation d'anchylostomiase communiquée par le docteur Long, de Genève. Il s'agit d'un ancien ouvrier du Gothard dont les préparations ferrugineuses avaient amélioré l'état, et chez qui des symptômes sérieux reparurent aussitôt qu'il eut repris son ancien travail dans le tunnel.

Lorsque l'on tente une analyse consciencieuse des observations d'anchylostomiase qui ont été publiées, on est surpris de constater combien sont variables et fréquemment dissemblables les symptômes signalés dans ces observations : ici des vomissements, là de simples nausées, puis là de la constipation, ailleurs de la diarrhée, tantôt des coliques, tantôt des selles sanguinolentes, etc., etc.

Et avant toutes choses, avant même de songer à rechercher l'étiologie de cette affection, les médecins et surtout les malades seraient on ne peut plus intéressés à ce que l'on arrivât à faciliter le diagnostic par la connaissance de quelques symptômes pathognomoniques. Alors il serait permis d'avoir franchement recours aux médicaments qui peuvent procurer l'expulsion des entozoaires. Tandis qu'actuellement, si l'on s'en rapporte aux derniers travaux, il suffirait de se trouver en face d'un mineur malade pour être autorisé à donner des vermifuges et aux doses les plus considérables.

On ne nous apprendrait ainsi qu'à faire de la médecine à tâtons, et ce n'est pas le but que doit poursuivre la science.

Quoi qu'il en soit, disons quelques mots, non pas sur le traitement de l'anchylostomiase, mais sur les traitements qui ont été préconisés pour arriver à expulser des anchylostomes.

Griesinger avait employé avec succès, en Egypte, la térébenthine associée au calomel. M. Perroncito emploi l'extrait éthéré de fougère mâle, à la dose de 15 à 20 et même 25 grammes (1). M. Lesage, externe des hôpitaux de Lille, a dû atteindre le chiffre de 30 à 40 grammes pour obtenir l'évacuation d'anchylostomes « sur cinq mineurs anémiques » (2).

M. Sonderegger a associé l'extrait de fougère à la santonine et au jalap.

M. Bozzolo a essayé avec succès la doliarine, substance tirée d'un arbre de l'Amérique méridionale, le Ficus doliaria ; cette substance avait été déjà employée par le docteur Wucherer et par des médecins brésiliens contre la cachexie intertropicale, l'opilaçao.

(1) Tout récemment le *Boston Medical and Surgical journal* enregistrait un cas d'empoisonnement observé, à Ceylan, chez un malade porteur d'un ténia. Le médecin avait prescrit 25 gr. 35 d'extrait éthéré de fougère mâle à prendre avant de se coucher. Une deuxième dose, égale à la première, fut ingérée à 2 heures de l'après-midi. Le ver fut expulsé, mais le malade mourait la nuit suivante après des accidents cholériformes. — On voit que les hautes doses d'extrait éthéré de fougère mâle sont loin d'être inoffensives.

(2) Bulletin médical du Nord. — 1882, février, p. 58.

M. Bozzolo, M. Niepce, etc., vantent encore l'emploi de l'acide thymique. (Il me semble cependant que pour ce médicament, on devra se garder d'employer d'emblée les doses beaucoup trop élevées de 10 à 12 grammes indiquées dans un grand nombre de publications et de journaux, probablement par suite d'une erreur typographique, qui s'est reproduite à l'infini ; c'est par centigrammes qu'il est prudent d'employer l'acide thymique, au moins dès le début.)

Mais suffit-il de provoquer l'expulsion des anchylostomes, pour amener la guérison des malades ? Cela ne ressort nullement d'un certain nombre de faits, et les plus détaillés qui aient été publiés.

Ainsi les trois malades de l'Hôtel-Dieu de St-Etienne, chez lesquels M. Perroncito a découvert des anchylostomes, n'étaient pas guéris à la suite de l'expulsion des entozoaires. Ils étaient encore anémiques quatre mois après (1).

Et cela prouverait bien que l'anémie n'est pas forcément liée à la présence ou à l'absence des an-

(1) Voir le Lyon médical, 1882, nos 25 et 26 : Recherches sur le rôle étiologique de l'anchylostome duodénal dans l'anémie des mineurs de St-Étienne, par Trossat et Eraud, internes des hôpitaux de St-Étienne.

chylostomes dans l'intestin. Il serait, en tout cas, fort difficile de déterminer dans quelle mesure l'anémie et les autres symptômes morbides sont augmentés par l'action des parasites ; et il est même actuellement impossible, dans des cas aussi complexes que ceux qui ont été relatés, de faire la part des symptômes qui sont sous la dépendance des helminthes et la part qui revient aux autres conditions pathologiques dans lesquelles se sont trouvés les sujets atteints.

C'est sur ces desiderata que devront surtout, me semble-t-il, se porter désormais les recherches de ceux de nos confrères qui ont sous leurs yeux des hommes munis d'anchylostomes.

IV.

DU RÔLE DES ANCHYLOSTOMES DANS L'ANÉMIE DES MINEURS.

Si le rôle des anchylostomes dans la production de l'anémie proprement dite reste entouré de tant d'obscurités, on comprend combien ce rôle serait plus difficile encore à caractériser dans une affection aussi complexe, aussi vague, aussi mal déterminée que l'est l'anémie des mineurs.

Cependant une chose pourrait rapprocher l'anchylostomiase de ce que l'on a appelé l'anémie des mineurs, c'est l'absence d'une symptomatologie nettement définie, la multiplicité des lésions, l'incertitude dans le traitement et la confusion dans l'étiologie de ces affections.

Avant de chercher à apprécier l'influence que peut avoir l'anchylostomiase sur la production ou le développement de l'anémie des mineurs, il nous paraît indispensable de rappeler brièvement les faits qui ont servi à créer cette collection d'états morbides groupés sous le nom d'anémie des mineurs.

Tout d'un coup, en 1802, les ouvriers occupés à percer une galerie dans une des fosses des mines de la Compagnie d'Anzin, Fresnes et Vieux-Condé, furent atteints d'une série de phénomènes qui font penser plutôt à un empoisonnement accidentel qu'à une maladie professionnelle : la maladie, si nous en croyons Noël Hallé, « débutait par des coliques violentes, des douleurs d'entrailles et d'estomac, une gêne de la respiration, des palpitations, la prostration des forces, la météorisation du ventre, des déjections noires et vertes ; durée de cet état pendant 10 ou 12 jours et même plus ; alors cessation des douleurs abdominales, pouls faible, concentré, accéléré, peau décolorée et, partant, une teinte jaune, marche difficile et accompagnée d'une extrême fatigue, palpitations fréquentes, visage bouffi, sueurs habituelles. Ce second état se prolonge pendant plusieurs mois et même au-delà d'une année, avec dépérissement et émaciation ;

enfin, les premiers symptômes se renouvellent, douleurs de tête affreuses, difficulté de soutenir la vue de la lumière et l'impression des sons, météorisation et douleurs de ventre, déjections purulentes. Une prompte mort termine ces derniers tourments. »

Hallé fait observer que l'eau qui « filtrait à travers la mine exhalait une odeur de gaz hydrogène sulfuré et faisait naître des ampoules ou des furoncles sur les parties qu'elle touchait ; » et cela n'empêchait pas, assure-t-on, les ouvriers de boire quelquefois de cette eau.

Il suffisait, dès les premiers syptômes, de faire changer les ouvriers de galerie pour voir les accidents disparaître.

Quatre malades des plus gravement atteints ayant été envoyés à Paris dans le service de Hallé, l'un d'eux y mourut ; et, à l'autopsie, Hallé fut tellement frappé par la décoloration complète des tissus qui étaient tout à fait exsangues, qu'il fit paraître la relation de l'épidémie d'Anzin, sous ce titre: *Observations sommaires sur une maladie qu'on peut nommer anémie ou privation de sang, qui a attaqué les ouvriers d'une galerie dans une mine d'anthracite ou charbon de terre en exploitation à Anzin, Fresnes et Vieux-Condé, près Valenciennes, etc.*

Tel est le point de départ de la légende de l'anémie des mineurs.

En effet, on commença bientôt par diminuer le titre un peu long du mémoire de Hallé et l'on ne parla plus que de *l'anémie des mineurs d'Anzin.* Puis on abrégea encore ce titre et l'on eût *l'anémie des mineurs.* La légende était désormais constituée.

Oubliant les réserves prudentes de Hallé, oubliant les conditions dans lesquelles l'épidémie était survenue et les symptômes qui la caractérisaient, oubliant enfin que, dans l'autopsie de son malade, Hallé avait constaté en même temps que la pâleur des tissus une altération du foie, on ne se souvint plus que d'un nom sonnant bien à l'oreille, et qui synthétisait en quelque sorte, dans une maladie dès lors célèbre, l'horreur ou au moins la mystérieuse répugnance du vulgaire pour le travail souterrain et la figure noircie du mineur.

Après avoir longuement réfléchi aux causes qui ont pu faire passer à l'état de dogme, non seulement chez les gens du monde mais même chez les médecins les plus instruits, la croyance à une anémie des mineurs, je suis arrivé à en donner l'explication suivante :

C'est tout simplement parce que personne n'a examiné la question de près, c'est parce qu'aucun médecin n'a songé à se demander s'il existe une anémie des mineurs. *A priori*, on l'admettait. Et partant de ce principe qu'il existe une anémie des mineurs, tout médecin de mines ajoutait à la collection des anciennes observations sa part de faits disparates.

Toute maladie indéterminée, inexpliquée, ou s'accompagnant de phénomènes tant soit peu insolites, devait être forcément rattachée à l'anémie des mineurs.

Le public tout entier contribuait d'ailleurs à maintenir les médecins dans cette croyance. Tel avait été l'effroi produit dans les populations minières du nord de la France par l'épidémie de 1802, que pendant fort longtemps et jusqu'à ces dernières années, toutes les maladies, contractées ou non dans les travaux souterrains, pourvu qu'elles le fussent par des mineurs, même les simples affections cutanées, étaient appelées *l'anémie*.

J'ai cru moi-même à une anémie des mineurs, et, si je n'y crois plus, c'est parce qu'en cherchant à étudier cette maladie par les procédés tout modernes d'analyse du sang, je me suis aperçu que le sang des mineurs ne présente aucune altération morbide *spéciale*.

Loin de moi cependant l'idée de prétendre que les mineurs ne peuvent pas être anémiques. Ils sont exposés encore, je l'avoue, à bien des causes d'anémie;

et il y a vingt, trente, cinquante ans, ils devaient y être plus sujets que les ouvriers de la plupart des autres professions, alors que la ventilation était beaucoup plus défectueuse qu'aujourd'hui, et la durée du travail souterrain plus longue ; alors que les galeries étaient moins vastes, que les femmes et les enfants étaient admis dès l'âge de dix ans dans les chantiers d'extraction ; alors que le charriage du charbon se faisait à bras d'hommes et nullement à l'aide de chevaux ; alors enfin que la descente dans les galeries souterraines et la montée au jour ne s'effectuaient guère que par des échelles fixes. Sans doute il y avait là bien des causes de déperdition des forces qui devaient aboutir trop souvent à l'anémie. — Mais ce que je nie, c'est que cette anémie eût quelque chose de spécial aux mineurs.

Car, ce me semble, pour mériter de former une entité morbide à part, il faudrait qu'à une série de conditions étiologiques constantes correspondit un ensemble de symptômes particuliers en rapport avec des lésions caractéristiques, justiciables d'un traitement uniforme.

Or que trouvons-nous en étudiant les faits les plus marquants signalés par les médecins observateurs ?

A Anzin, en 1802, nous l'avons déjà vu, ce fût

un véritable empoisonnement chronique par de l'hydrogène sulfuré, respiré et en même temps ingéré en boisson.

A Schemnitz, en Hongrie, dans les épidémies de 1777 à 1792, que l'on s'obstine à rapprocher, depuis Ozanam, de l'épidémie d'Anzin, il s'agissait, autant qu'on peut juger d'après la nature des symptômes décrits, d'une intoxication saturnine. A Schemnitz, en effet, on exploite non de la houille mais du plomb argentifère.

L'épidémie de la mine des Vanneaux (décrite par Hanot), semble avoir été produite, comme celle d'Anzin, par de l'hydrogène sulfuré.

Nicolaï, en 1821, a cité des faits d'empoisonnement lent par l'acide carbonique ; et François (de Louvain) a proposé de donner le nom d'*anémie-asphyxie* à l'anémie des mineurs.

Ailleurs on a rapporté à l'anémie des mineurs, des cas d'empoisonnement par l'oxyde de carbone.

Ailleurs encore, il s'agissait de mineurs soumis aux influences malsaines de l'air confiné, comme à Villebœuf, près St-Etienne. — De 1859 à 1867, il y eût cent quatre-vingts cas *d'anémie grave,* dont quatre terminés par la mort. En 1867, un second puits fût ouvert, qui, communiquant avec le premier, assurait une aération normale ; l'épidémie cessa.

Rappellerai-je qu'on a voulu faire aussi jouer un grand rôle, dans l'étiologie des maladies des houilleurs, à des produits volatils d'une prétendue distillation lente de la houille, lesquels produits agiraient sur l'organisme à la manière de la benzine et des autres dérivés du goudron de houille ? Cela serait peine perdue ; car pour discuter l'influence de ces produits, en supposant qu'ils puissent se former et se dégager dans les galeries de mine, il faudrait admettre, ce qui est absurde, que l'on travaille dans des galeries non ventilées.

Ailleurs encore, à Grünberg en Silésie, dans le bassin de Liège, etc., on a mis en jeu l'impaludisme comme cause de l'anémie des mineurs. — Enfin, faisant intervenir en même temps la privation de la lumière solaire et l'infection paludéenne, M. Riembault avait décrit, en 1861, l'anémie des mineurs sous le nom *d'étiolement* qui nous semblerait différer considérablement de ce que cet auteur appelle aujourd'hui *l'anémie grave des mineurs*, la vraie *maladie des mineurs*.

Or voici que soudain l'on découvre des anchylostomes chez quelques mineurs de St-Etienne ; puis on arrive à faire rendre de ces mêmes helminthes à cinq mineurs d'Anzin.

Un autre élément étiologique va donc entrer en

ligne de compte dans la production de l'anémie des mineurs. — Elément des plus importants, car il menace d'absorber ses rivaux, et non seulement dans le présent mais encore dans le passé. Voici, en effet, comment M. Lesage, externe des hôpitaux de Lille, termine les trois pages où l'on trouvera consignés « les résultats de quelques recherches, entreprises sur l'anémie des mineurs, au laboratoire d'histologie de la Faculté de Lille ». (Note sur l'anémie des mineurs dite d'Anzin, Bulletin médical du Nord, 1882, mois de février, p. 58).

« Il paraît donc démontré, dit M. Lesage, que l'anémie des mineurs, dite d'Anzin, identique à l'anémie du St-Gothard, est également occasionnée par la présence d'anchylostomes dans le tube digestif, que, par suite, le traitement par les toniques et les ferrugineux, employé jusqu'à ce jour, soutient seulement les malades et qu'il est nécessaire de recourir aux anthelmintiques (extrait de fougère mâle à la dose de trente à quarante grammes) pour obtenir une guérison durable. »

Eh bien ! quelque nettes que soient les conclusions que l'on vient de lire, et si ami que je sois de la netteté dans la science, j'aurais préféré que M. Lesage nous donnât quelque chose de plus ; j'aurais été enchanté, et, sûrement, beaucoup de mes collègues auraient été aussi enchantés que moi, si M. Lesage avait bien voulu nous indiquer à quel signe il avait reconnu que tel ou tel mineur devait avoir des anchylostomes.

Pour ma part, en effet, je n'oserais pas, surtout à des mineurs anémiques, proposer, sans être sûr d'atteindre un but utile, d'ingurgiter ainsi des doses de trente à quarante grammes d'extrait éthéré de fougère mâle. Et si M. Lesage ne peut nous donner un signe certain, on lui serait du moins reconnaissant de nous dire d'après quel symptôme il est possible de soupçonner l'anchylostomiase.

Car, enfin, la science ne s'établit que par des observations contrôlées qui font une accumulation de certitudes, et il ne serait pas sans utilité qu'on mît à la portée des modestes médecins de houillères, des moyens pratiques de vérifier ce que l'on avance sur le rôle exclusif des anchylostomes dans la production de l'anémie des mineurs. C'est après avoir appris à reconnaître quels sont les mineurs munis d'anchylostomes que nous pourrons les délivrer de leurs maladies professionnelles. Alors aussi on pourra préciser d'une manière exacte le rôle que ces helminthes ont joué dans les épidémies de mines.

Pour moi, jusqu'à plus ample informé, je persisterai à faire jouer un rôle plus modeste à ces nématoïdes dans la pathologie des houilleurs ; il me paraît, en effet, difficile que la profession de mineur puisse exposer beaucoup plus à l'invasion des anchylostomes que la profession de tuilier (1) par exemple ; avant tout il faut des germes ; alors, la promiscuité des ouvriers dans les chantiers, l'élévation de la température, l'humidité des galeries, l'ingestion d'eau recueillie ou conservée dans ces mêmes chantiers, tout cela pourra être invoqué pour expliquer la propagation des parasites.

Et encore, étant accepté comme absolument vrai le résultat des études de Leuckart et Perroncito sur la nécessité d'une transformation préalable des œufs de l'anchylostome en larves pour devenir nos parasites, on se demande comment on pourrait avaler sans s'en apercevoir tant de larves d'anchylostomes, car on en a trouvé jusqu'à plus d'un millier dans les intestins d'un même individu.

Que si nous considérons le rôle possible de ces entozoaires dans la production de l'anémie du mineur, il suffirait, pour en démontrer le peu d'importance, de se remettre devant les yeux les diverses théories qui ont servi à expliquer jusqu'à ce jour les épidémies successives et on ne peut plus

(1) On sait que les anchylostomes se trouvent en abondance chez les briquetiers, les tuiliers, les chaufourniers du Piémont.

variées dont il est fait mention dans l'histoire médicale des mineurs (1).

Et, par un simple examen des causes multiples que l'on a invoquées pour rendre compte du développement de ces épidémies, l'on arriverait facilement a reconnaître que ce qu'on a appelé l'anémie des mineurs ne saurait être considéré comme une même maladie. Car des causes aussi diverses, aussi hétérogènes ne pourraient produire une maladie identique (2). Et c'est cependant l'identification de ces maladies si dissemblables qu'admettent implicitement et peut-être inconsciemment tous les médecins (et ils sont fort nombreux encore) qui croient à une maladie propre aux mineurs, à une maladie professionnelle appelée *l'anémie des mineurs.*

(1). Consulter sur cette appréciation critique de *l'anémie* des mineurs, deux thèses récentes: 1° celle du docteur Alexandre Jouannet (*des troubles digestifs chez les houilleurs et de leurs rapports avec l'anémie,* Paris, décembre 1880); 2° celle du docteur Léonce Florain, (*Etude critique sur l'anémie des mineurs,* thèse de Bordeaux, 1882.)

(2) Je suis heureux de constater que cette idée commence à gagner du terrain. — En effet, je recevais récemment le document suivant :

Mon cher Confrère,

Un certain nombre de nos confrères de la Compagnie d'Anzin m'ont déjà fait savoir :

1° Que l'anémie constatée chez les mineurs n'est pas une anémie distincte de celle que l'ont voit si fréquemment dans toutes les classes de la Société;

2° Que l'anémie n'est pas plus fréquente chez les mineurs que chez les autres ouvriers ;

3° Que sur les feuilles de quinzaine pour secours aux malades l'anémie ne figure pas ou du moins très peu ;

Or les symptômes présentés par les sujets des observations publiées dans les différents ouvrages spéciaux, varient encore plus que les causes qui leur donneraient naissance.

Et en comparant ces symptômes, on arrive par le simple bon sens à cette conclusion : que l'anémie des mineurs est une véritable macédoine, un abîme insondable où l'on a jeté pêle-mêle toutes sortes de maladies.

Naturam morborum curationes ostendunt, dit un vieil axiome. Est-ce une même maladie, que celle qui guérit ici par le fer, là par le quinquina, ici par la ventilation, là par l'extrait éthéré de fougère mâle ? — Assurément, non.

Donc il n'existe pas une anémie des mineurs ;

4° Qu'il n'y a pas d'anémie professionnelle des mineurs.

Je suis très désireux d'avoir l'opinion que vous professez personnellement sur ce sujet et vous serais très obligé de vouloir bien me la faire parvenir le plus tôt que vous pourrez.

Veuillez agréer, etc. Dr N. DRANSART.

Voilà comment la vérité arrive à se faire jour.

Je n'ignorais pas d'ailleurs que les opinions que je soutiens depuis bientôt huit ans, sont partagées par la plupart de mes collègues les médecins des mines et les plus autorisés.

Toutefois, il est regrettable que la modestie, des occupations trop absorbantes et peut-être aussi une certaine hésitation, hésitation presque naturelle quand il s'agit, non pas de démontrer une chose nouvelle, mais de détruire une construction hypothétique, il est regrettable, dis-je, que ces diverses raisons aient empêché nos collègues de publier les résultats de leurs observations.

l'anémie peut exister chez les mineurs comme chez les autres hommes, mais avec les mêmes caractères.

Qu'on me permette de terminer ces pages en adressant un appel à nos collègues les médecins de mines, pour les prier de nous aider à faire le jour dans les tènèbres qui entourent encore bien des points de l'hygiène et de la pathologie des houilleurs.

J'ai cherché, en posant quelques jalons, à indiquer le sens dans lequel doivent se faire les recherches. Mon humble ambition sera largement satisfaite, si je puis provoquer des études nouvelles, en excitant l'attention de médecins expérimentés ; car il est une chose à laquelle nous devons aspirer avant tout : la possession de la vérité.

TABLE DES MATIÈRES

LÉGENDE EXPLICATIVE

DES FIGURES

Figure 1. — Anchylostomes, grandeur naturelle : 1° — *a*, anchylostome mâle ; — 2° — anchylostome mâle *a* et anchylostome femelle *b*, au moment de l'accouplement.

Figure 2. — Anchylostome femelle (d'après M. le docteur Ed. Bugnion, de Lausanne) ; grossissement à vingt diamètres ; — *gl. c*, glandes céphaliques ; — *p. e*, pore d'excrétion des corps fusiformes ; — *c. f*, corps fusiformes ou glandes du cou ; — *b*, bulbe de l'œsophage ; — *i*, intestin ; — *o. a*, ovaire antérieur ; — *o. p*, ovaire postérieur ; — *u. a*, et *u. p*, corne antérieure et corne postérieure de l'utérus remplies d'œufs fécondés ; — *v*, vulve ; — *a*, anus.

Figure 3. — Tête d'anchylostome, vue par la face dorsale, et montrant la disposition du suçoir *s*, et les quatre dents recourbées en crochets, qui ont fait donner à l'anchylostome le nom qu'il porte (*bouche crochue*) ; grossissement d'environ 120 diamètres.

Figure 4. — Tête d'anchylostome, vue de profil (grossie environ 120 fois) : *d*, face dorsale ; — *v*, face ventrale.

Figure 5. — Extrémité caudale du mâle avec les spicules en érection, (d'après M. Ed. Bugnion, de Lausanne et M. Wilhelm Schulthess, de Zurich), grossissement de 50 diamètres : *sp*, spicules ; — *d*, canal déférent ; — *i*, intestin ; — *gl. a*, glandes anales ; — *m. p*, muscles protracteurs ; — *c*, lobe caudal de la bourse copulatrice *b. c* ; — *l. a*, côte latérale antérieure ; — *l. m*, les trois côtes latérales médianes ; — *l. p*, côte latérale postérieure ; — *c. d*, côte dorsale.

Figure 6. — Extrémité postérieure de la femelle (d'après M. W. Schulthess.)

Figure 7. — *a*, *b*, *c*, *d*, *e*, *f*, œuf d'anchylostome fécondé, à divers degrés de maturité (grossi 250 fois), depuis le moment où le vitellus s'est rétracté sans s'être segmenté, jusqu'au moment où l'on entrevoit une ébauche embryonnaire *f*.

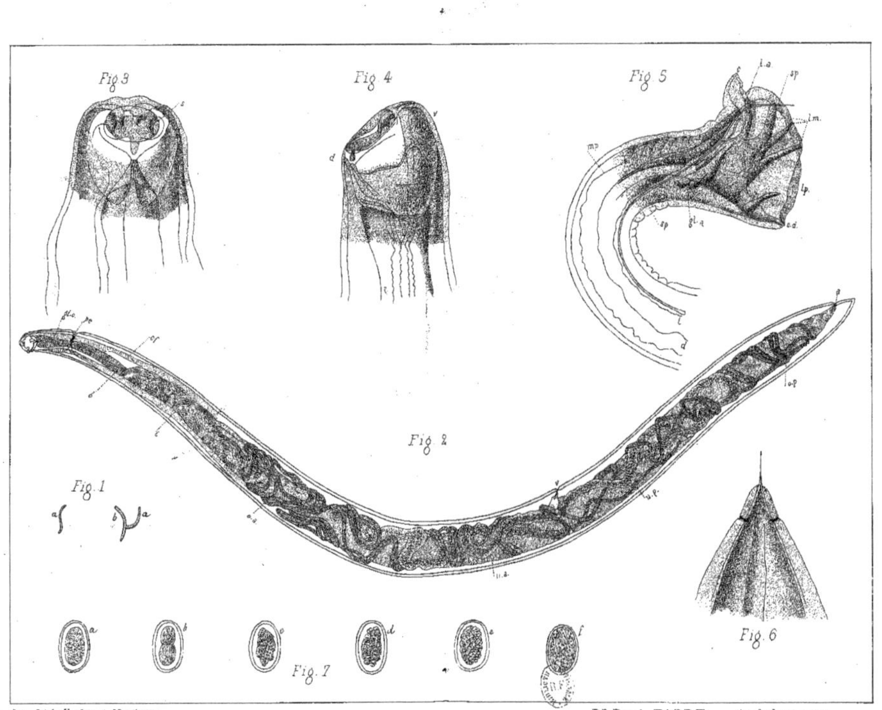

Imp. Lith. Herbin à Montluçon

Dr Paul FABRE —— Anchylostomes

www.ingramcontent.com/pod-product-compliance
Ingram Content Group UK Ltd.
Pitfield, Milton Keynes, MK11 3LW, UK
UKHW020214200726
13856UKWH00004B/1387

9 782013 544207